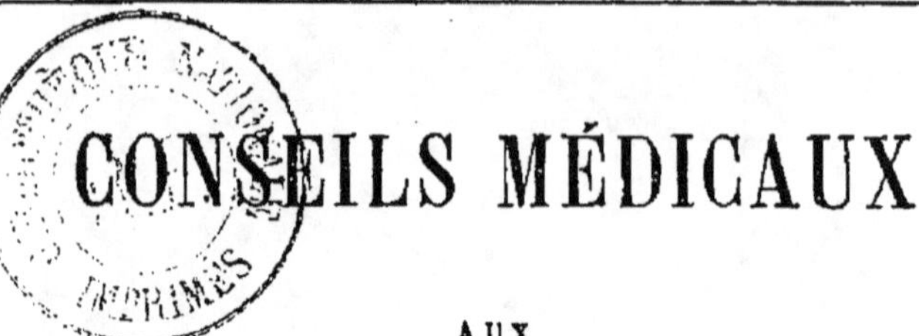

CONSEILS MÉDICAUX

AUX

GARDES NATIONAUX ET SOLDATS

PAR

LE DR VÉRITÉ

Lauréat de la Faculté de Paris
Professeur de syphilographie à l'École pratique.

Prix : 50 centimes

PARIS

LIBRAIRIE GÉNÉRALE

72, BOULEVARD HAUSSMANN, ET RUE DU HAVRE

Novembre 1870

Tous droits réservés.

Tout exemplaire non revêtu de la signature de l'auteur sera réputé
contrefait.

CONSEILS MÉDICAUX

AUX

GARDES NATIONAUX ET SOLDATS

I

C'était à l'Académie de médecine, Malgaigne reconnaissait que la chimie pouvait expliquer mais non reproduire les phénomènes de la vie, et à l'appui de son opinion disait :

« Je vous donnerai du pain, de la viande, des
» légumes et du vin, et vous n'êtes pas capables de
» faire de la m... atière fécale. »

Grand émoi dans la docte assemblée, puis les cris « d'inconvenant » se mêlent aux murmures.

Mais lui, le grand chirurgien, se levant :

« Messieurs, quand il s'agit de la science, il n'est rien d'inconvenant. »

Ainsi nous répondrons à ceux que la netteté de nos expressions choquerait :

Quand il s'agit de la santé du peuple, rien n'est inconvenant.

II

Les maladies vénériennes ont fait un bien plus grand nombre de. victimes que la variole et les Prussiens.

Le départ des femmes rendant temporairement célibataires un grand nombre d'hommes mariés, le changement de vie que cet état de choses amène, l'arrivée des mobiles, et les razzias de filles, sont les principales raisons de la recrudescence des maladies vénériennes.

Le dernier motif demande explication.

Lorsque des razzias de filles ont été faites, autant pour enlever des éléments de démoralisation que des bouches inutiles, les filles soumises ou celles qui étaient notoirement connues comme se livrant à la prostitution, ont été expulsées.

L'administration n'a eu aucune prise sur les prostituées clandestines que la misère engendre chaque jour : ouvrières sans ouvrage, bonnes et femmes de chambre abandonnées.

Ces prostituées par circonstance exposent plus que les autres aux dangers de la contagion. Elles ne connaissent nullement les soins d'hygiène et de propreté que nécessite leur triste métier, et elles ne sont soumises à aucune visite.

Elles ont de plus les attraits d'une bonne fortune, ce qui les rend plus dangereuses par les excès que cette idée amène chez les citoyens.

En passant en revue les maladies vénériennes, nous insisterons sur les points qui intéressent le plus les citoyens qui font un service actif.

III

Uréthrites blennorrhagiques. — Chaudepisses.

Ce premier groupe a une gravité toute particulière au point de vue de la défense du pays.

La douleur de la maladie elle-même au début ; ensuite les complications, telles qu'orchites (chaudepisses tombées dans les bourses), bubons (poulains), rhumatisme blennorrhagique, obligent les citoyens au repos pendant longtemps.

Tantôt les injections irritantes de toutes sortes amènent une inflammation du col de la vessie.

D'autres fois, lorsqu'à la suite de divers traite-
ments il ne reste plus qu'un léger suintement, le
malade se croit guéri. Le citoyen monte sa garde,
fait l'exercice, jusqu'à ce qu'une orchite l'oblige à
garder le lit.

Les bubons inflammatoires viennent facilement à
suppuration quand on veut vaincre la douleur qu'ils
occasionnent et marcher quand même.

Le froid et la pluie sont les deux meilleures conditions pour la production du rhumatisme blennorrhagique, qui souvent oblige aussi à garder le lit.

IV

Ulcérations simples. — Chancres simples, volants. Chancres rongeurs.

Les ulcérations vénériennes simples durent très-longtemps lorsqu'elles ne sont pas soignées au début.

Traités dès le début, au contraire, ces chancres sont facilement tués sur place.

La fatigue facilite au premier chef la production du phagédénisme (transformation du chancre simple en chancre rongeur).

1.

La fatigue facilite non moins la venue des bubons chancreux (poulains).

Dans ces deux cas, le citoyen est obligé de s'aliter.

V

Ulcérations syphilitiques. — Chancres infectants — Chancre induré. — Plaques muqueuses. — Vérole.

Quoique le plus grave par ses conséquences, ce dernier groupe effraye moins les malades à cause de son début insidieux et indolent.

Mais si ces accidents empêchent rarement le service actif, ils se propagent dans des conditions qui appellent toute l'attention des citoyens.

On ne saurait trop répéter, parce que ces faits sont peu connus du public, que : *les plaques muqueuses sont contagieuses.*

Les véroles acquises par l'usage des objets usuels en dehors de tout acte vénérien sont tout aussi graves que les véroles acquises dans les rapports sexuels.

Comme chez l'homme le siége le plus fréquent des plaques muqueuses est la bouche et les lèvres, il s'ensuit que les verres, les cuillers, les bidons, les quarts, les pipes, sont de fréquents moyens de contagion syphilitique, en ce moment surtout.

Les faits suivants, en se gravant dans la mémoire du lecteur, auront l'avantage de lui rappeler les dangers qui résultent souvent de l'usage des objets usuels appartenant aux voisins.

Nous empruntons ces faits à M. Rollet, chirurgien de Lyon, citoyen de haut mérite :

« Le soufflage du verre, comme mode de propagation de la syphilis, mérite une mention spéciale.

» Les ouvriers qui travaillent le verre ne travaillent pas isolément : ils sont réunis par séries de trois, et chacun de ces trois collaborateurs souffle alternativement avec la plus grande force dans un long tube de fer ayant la forme d'une longue queue de billard.

» Le premier qui prend la canne est ordinairement un enfant ou un tout jeune homme, c'est le *gamin* ; il retire du four la canne chargée de verre en fusion, il y souffle quelquefois, mais pas toujours. L'autre employé est plus âgé, c'est le *grand garçon;* il donne au verre, par l'insufflation, la forme d'un ovoïde allongé. Enfin, le troisième souffleur, qui donne au verre sa forme définitive, est l'ouvrier, homme d'âge mûr, et généralement marié et père de famille.

» L'infection syphilitique peut donc se faire avec la plus grande facilité entre ces trois individus abouchés à tour de rôle au même instrument. Il suffit que l'un des trois soit malade pour qu'il communique la maladie aux deux autres. Si c'est le gamin qui est le premier affecté, la contagion gagne bientôt le grand garçon qui souffle immédiatement après lui, puis l'ouvrier : c'est dans l'ordre. Si c'est l'ouvrier, bien qu'il soit le dernier à se servir de la canne, il peut aussi transmettre son mal aux deux premiers : car la canne, après avoir passé par la bouche des trois souffleurs, n'est abandonnée que le temps nécessaire pour se refroidir, et une fois refroidie, elle est de nouveau reprise par le gamin.

» Quant au grand garçon, c'est généralement lui que son âge et ses habitudes exposent le plus à contracter la syphilis par les voies habituelles; c'est lui par conséquent qui est le plus souvent le point de départ et la cause de l'infection de ses camarades.

» M. Viennois, qui est l'auteur d'un très-intéressant mémoire sur cette question (*Congrès médico-chirurgical de France*), a publié plusieurs relations de faits de ce genre. Dans ces relations, on est frappé d'un fait : c'est que la série des trois verriers comprenant toujours un ou même deux pères de famille, la contagion ne tarde pas à sortir de l'usine pour entrer dans le ménage et s'étendre non-seulement à la femme, mais encore aux enfants et quelquefois plus loin. »

N'y a-t-il pas une ressemblance frappante entre la réunion de ces trois verriers et les cercles de nombreux gardes nationaux et soldats se servant à tour de rôle du même quart ou du même bidon? Six, huit, dix hommes sont groupés, et il suffit qu'un d'eux soit vérolé pour que les autres le deviennent et portent la maladie dans leurs familles : cela d'autant plus facilement qu'ils ne se savent malades que plus tard.

L'hôpital répugne souvent aux citoyens atteints de maladies vénériennes. Ils deviennent alors la proie d'une honteuse spéculation médico-pharmaceutique qu'on ne saurait trop flétrir ; elle s'attaque à la santé et à la bourse des travailleurs.

Après de prétendues consultations gratuites, le malade obtient une ordonnance qui s'exécute séance tenante ou chez un pharmacien complice qu'on lui recommande. Il en sort chargé de médicaments quelquefois nuisibles, souvent inutiles, toujours très-coûteux (1).

D'autres fois, le malade, s'en rapportant aux ver-

___

(1) Le médecin, si l'on peut donner ce nom à ces voleurs de santé, est ordinairement officier de santé. Il se couvre du titre de docteur d'une faculté aussi étrange qu'étrangère, dont il a soin d'écrire le nom en petites lettres. — Ailleurs, en grosses lettres, se trouve écrit le nom du docteur dont l'industriel prétend suivre le traitement, et le nom de l'industriel lui-même, officier de santé, n'est qu'en bas de l'affiche. — Que les citoyens prennent la peine d'examiner toutes ces affiches qui salissent nos murs.

tus préconisées dans l'annonce d'un médicament, se soigne lui-même. Il risque d'encourir tous les inconvénients d'une médication qui n'est pas basée sur la connaissance de la maladie.

VI

Aux officiers.

Les maladies vénériennes sont une cause d'exemption de service difficilement acceptée. Il semblerait que nous en sommes encore aux temps où les « maladies honteuses » faisaient des parias dans la société.

Que les officiers aient présent à l'esprit que c'est en soignant les vénériens dès le début qu'ils diminueront les trop nombreuses non-valeurs que ces maladies font dans nos rangs.

Que les officiers soient humains pour les soldats atteints de ces maux.

Aujourd'hui le soldat est atteint, demain peut-être arrivera le tour du chef.

VII

Conclusions.

1° Dès qu'un citoyen sera atteint d'une chaude-pisse, il devra cesser tout service.

C'est surtout sur le déclin de la maladie, lorsque le suintement est de la couleur de l'orgeat, que les citoyens devront le plus éviter la fatigue. C'est à ce moment, en effet, que les orchites (chaudepisses tombées dans les bourses) sont le plus à craindre.

2° Dès qu'un citoyen se sera aperçu d'une érosion ou d'un chancre, il devra *immédiatement* se faire

examiner et cautériser. Il évitera de la sorte l'exten-
sion de l'ulcération (chancre rongeur).

Par une intervention immédiate, la maladie peut
être facilement tuée sur place.

3° Les citoyens atteints ne devront jamais se faire
soigner directement par un pharmacien.

Ils s'adresseront préalablement soit au médecin
de leur bataillon, soit à une clinique, soit à un hôpital, pour que leur traitement soit basé sur l'état
de leur maladie.

Ils se garderont bien de s'adresser aux voleurs de
santé dont nous avons parlé, qui, sous prétexte de
consultations gratuites, se livrent à un honteux trafic
pharmaceutique.

4° La plus grande circonspection sera apportée
par les citoyens dans l'usage qu'ils feront des objets
usuels : verres, bidons, quarts, cuillers et pipes
appartenant à leurs camarades.

Telles sont les principales recommandations dont
l'exécution permettra de conserver valides les dé-
fenseurs du pays.

Nous ajouterons que les citoyens doivent être

plus que jamais circonspects dans les prétendues bonnes fortunes qui se présentent à eux.

Qu'ils aient présent à l'esprit que les maladies en question ne s'attaquent pas seulement à la santé de l'individu, mais aussi au bonheur de la famille et à la propagation de l'espèce.

FIN.

TABLE DES MATIÈRES

Paris. — Imprimerie de E. MARTINET, rue Mignon, 2. — [102]

83